40 SEMANAS
um diário de gravidez

criado e ilustrado por
Kate Pocrass

TÍTULO ORIGINAL *40ish weeks - a pregnancy journal*
© 2015 by Kate Pocrass
© 2019 VR Editora S.A.

DIRETOR EDITORIAL Marco Garcia
EDITORA-ASSISTENTE Natália Chagas Máximo
REVISÃO Camélia dos Anjos
DIAGRAMAÇÃO Juliana Pellegrini

Dados Internacionais de Catalogação na Publicação (CIP)
(Câmara Brasileira do Livro, SP, Brasil)

Pocrass, Kate
40 semanas: um diário de gravidez / Kate Pocrass;
ilustração da autora; tradução Marco Garcia.– 1. ed. –
São Paulo: VR Editora, 2019.

Título original: 40ish weeks: a pregnancy journal.

ISBN 978-85-507-0293-3

1. Diários 2. Gravidez 3. Livros-presente 4. Maternidade
I. Título.

19-29920   CDD-802

Índices para catálogo sistemático:
1. Livros-presente 802

Iolanda Rodrigues Biode - Bibliotecária - CRB-8/10014

Todos os direitos desta edição reservados à
VR EDITORA S.A.
Rua Cel. Lisboa, 989 | Vila Mariana
CEP 04020-041 | São Paulo | SP
Tel.| Fax: (+55 11) 4612-2866
vreditoras.com.br | editoras@vreditoras.com.br

SUA OPINIÃO É MUITO IMPORTANTE

Mande um e-mail para **opiniao@vreditoras.com.br**
com o título deste livro no campo "Assunto".

1ª edição, out. 2019

FONTES Hanna Alzidenz Regular 12/14pt
PAPEL Offset 90 g/m²
IMPRESSÃO Gráfica Santa Marta
LOTE SM330562

PARABÉNS

a aventura está começando

Um monte de coisas pode acontecer em apenas 40 semanas. De repente, há mudanças de humor, desejos, momentos de puro espanto e emoções avassaladoras. Sem mencionar as crises, noites inquietas, barriga crescendo, pés inchados e uma lista sem fim de conselhos que você recebe de amigos, familiares, médicos – e até de estranhos.

Com tanta coisa ao mesmo tempo, pode ser difícil acompanhar tudo o que você está enfrentando. Deixe que **40 Semanas** seja seu guia durante esse tempo. O diário é organizado por trimestre, mas, como toda gravidez acontece no seu próprio ritmo, você pode avançar ou retornar a qualquer página quando necessário. Há lugares para documentar os pequenos detalhes para que nada fique sem registro. Para cada belo momento da gravidez, há alguns momentos não tão glamorosos que serão igualmente divertidos de se recordar. As minúcias do dia a dia da gravidez são, muitas vezes, o que oferece a mais verdadeira visão desse momento tão importante da sua vida.

Lembre-se de relaxar, tomar nota e refletir sobre tudo o que acontece durante essas semanas inacreditáveis. No final, você criará um doce e divertido retrato de sua gravidez para guardar para sempre.

– Kate Pocrass

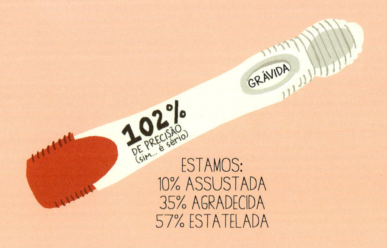

1º
trimestre

MINHA PRIMEIRA REAÇÃO

A REAÇÃO DE QUEM ESTÁ AO MEU LADO NESSA AVENTURA

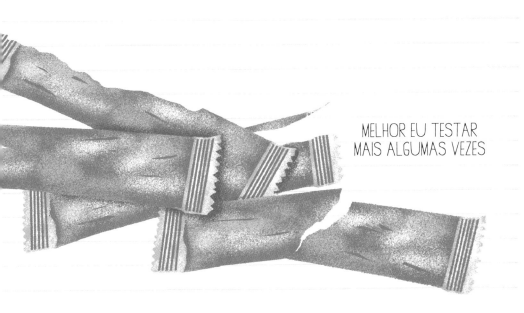

MELHOR EU TESTAR
MAIS ALGUMAS VEZES

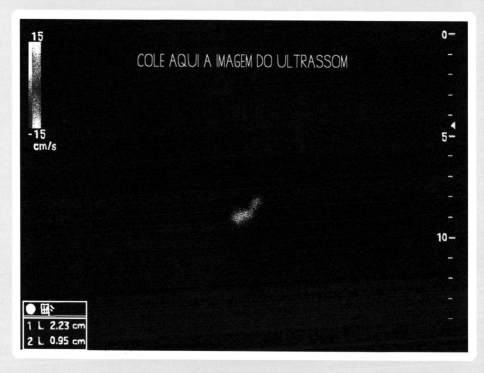

E, DE REPENTE, VOCÊ
SE APAIXONA POR UMA MANCHA

PRIMEIRA VISITA AO MÉDICO – PERGUNTAS E ANOTAÇÕES

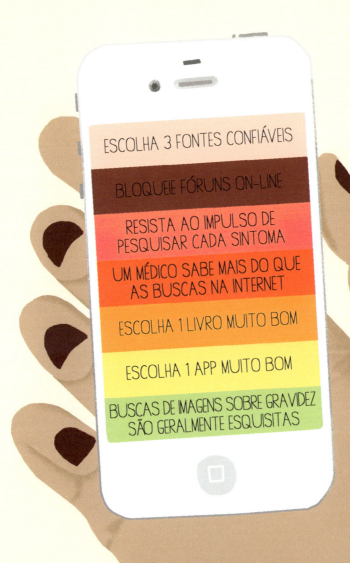

SITES E APPS CONFIÁVEIS

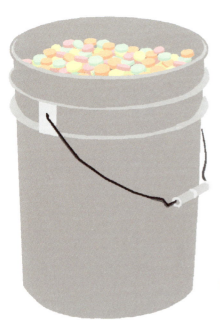

PODIAM VENDER ANTIÁCIDO EM BALDE

SINTOMAS DO INÍCIO DA GRAVIDEZ

COMIDAS QUE NÃO CAEM BEM

- [ ]
- [ ]
- [ ]
- [ ]
- [ ]
- [ ]
- [ ]
- [ ]
- [ ]
- [ ]
- [ ]

COISAS QUE MANTÊM A BARRIGUINHA TRANQUILA

- [ ]
- [ ]
- [ ]
- [ ]
- [ ]
- [ ]
- [ ]
- [ ]
- [ ]
- [ ]

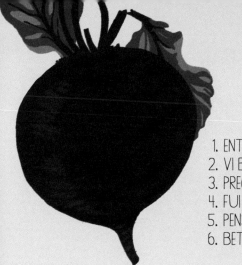

1. ENTREI NO MERCADO
2. VI BETTERABA NO CARRINHO DE ALGUÉM
3. PRECISAVA IMEDIATAMENTE COMER BETERRABA
4. FUI PRA CASA
5. PENSEI NO CHEIRO DA BETERRABA COZIDA
6. BETERRABA COZIDA: NEM PENSAR

SÉRIO, TAMBÉM NÃO POSSO COMER ISSO?

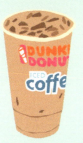

COMO VOU CONSEGUIR
PASSAR POR ISSO?

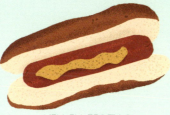

NEM EM FESTA?

NADA DE GEMA
MOLE NEM FRIA?

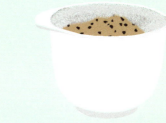

TAMBÉM NÃO PODE?

SUSHI COZIDO, NÃO...

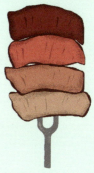

BEM PASSADO?
MESMO?

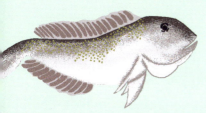

OK, NUNCA GOSTEI MUITO
DE MERCÚRIO MESMO

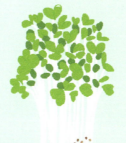

EU ACHAVA TÃO
SAUDÁVEL

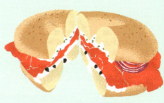

UM LONGO HIATO

COMO AS
PESSOAS TÊM
FILHOS NA
EUROPA?

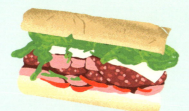

O QUE SERÁ DO
MEU LANCHINHO?

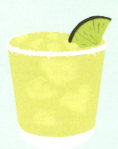

MARGARITA SEM ÁLCOOL,
QUAL O SENTIDO DISSO?

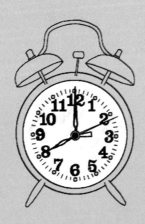
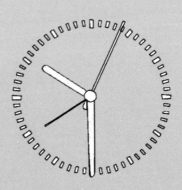

ACORDADA ÀS 08:00 - EXAUSTA ÀS 10:30

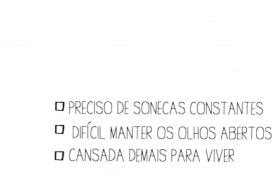

☐ PRECISO DE SONECAS CONSTANTES
☐ DIFÍCIL MANTER OS OLHOS ABERTOS
☐ CANSADA DEMAIS PARA VIVER

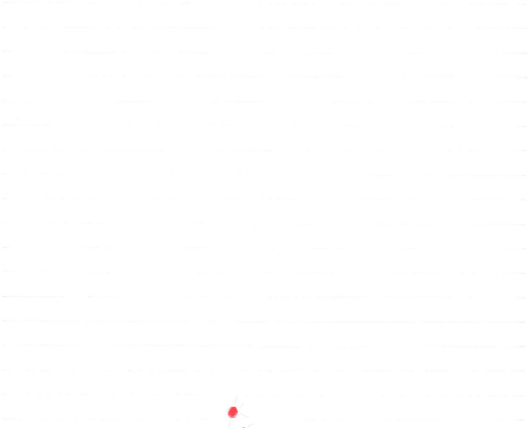
ACHEI QUE JÁ TIVESSE SUPERADO AS ESPINHAS

COISAS QUE PRECISO COMEÇAR A FAZER DE OUTRO JEITO

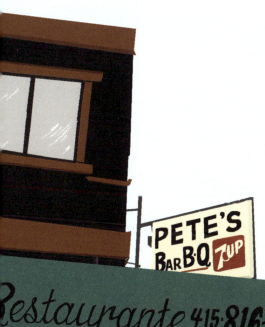

MUDAR MEU CAMINHO
PARA DESVIAR DAQUELE
CHEIRINHO DE CHURRASCO

JEITOS DE DISFARÇAR QUE ESTOU GRÁVIDA

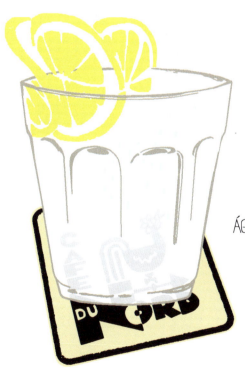

ÁGUA COM GÁS É O NOVO DRINQUE

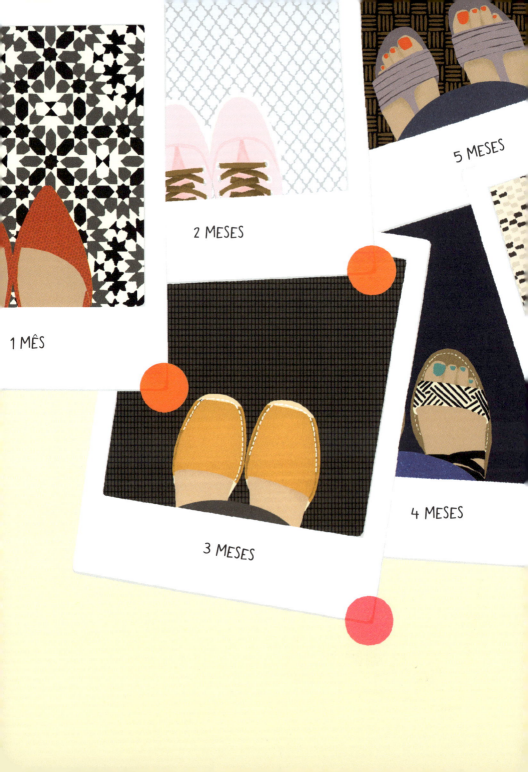

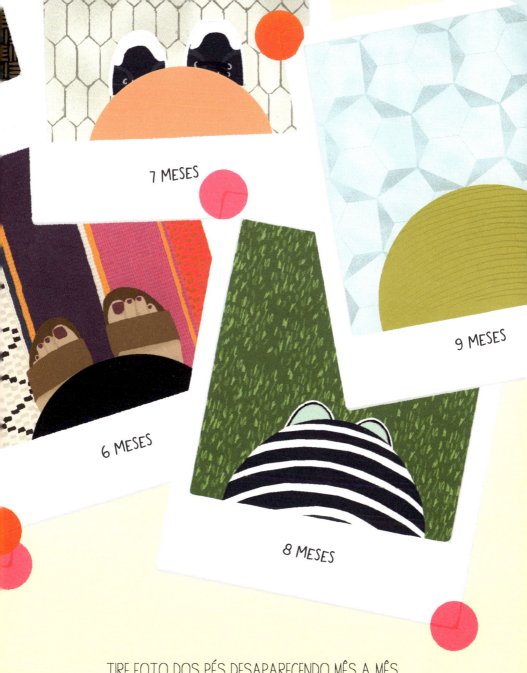

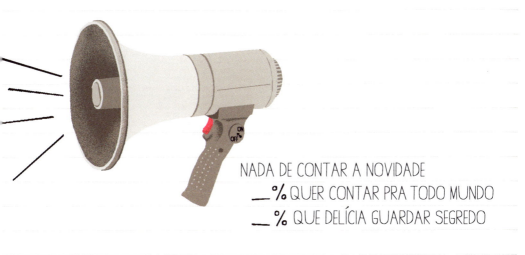

NADA DE CONTAR A NOVIDADE
_% QUER CONTAR PRA TODO MUNDO
_% QUE DELÍCIA GUARDAR SEGREDO

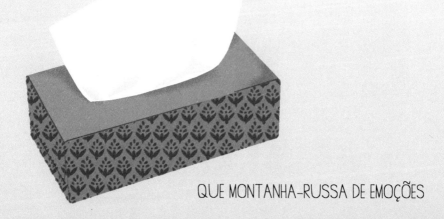

☐ A MULHER MAIS FELIZ DO MUNDO
☐ CHORAR A QUALQUER MINUTO
☐ EXPLOSÃO DE RAIVA

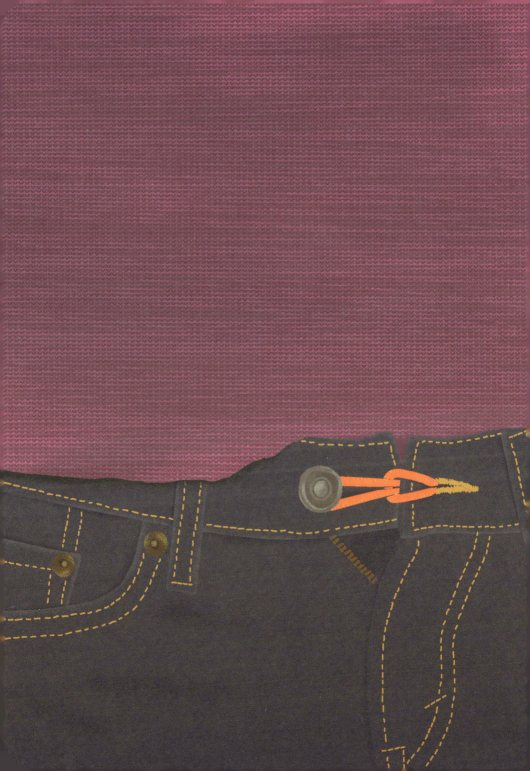

CHEGOU A HORA
▫ DO TRUQUE DO ELÁSTICO DE CABELO
▫ DE COMPRAR CALÇAS CONFORTÁVEIS

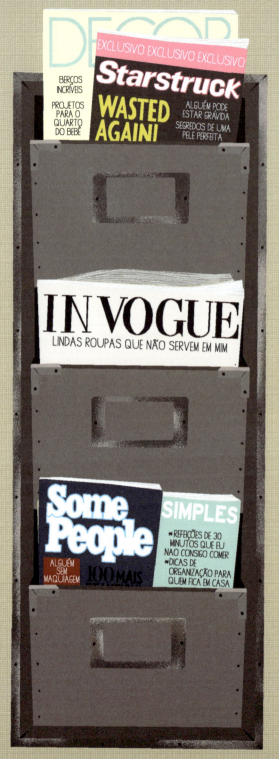

GOSTO DUVIDOSO:
CHEGAR MAIS CEDO NAS CONSULTA
PRA VER AS NOVIDADES EM ESTILO
DE VIDA E DE CELEBRIDADES

PRÉ-NATAL – 1º TRIMESTRE: PERGUNTAS E ANOTAÇÕES

semana 1

SE UM DIA PENSOU EM PIERCING NO UMBIGO... OLHA, É AGORA.

semana 2

semana 3

semana 4

ESSA PIZZA ESTÁ CHEIRANDO:

☐ BEM DEMAIS! VOU QUERER 8 PEDAÇOS, POR FAVOR

☐ CHULÉ! PRECISO CAIR FORA DAQUI

semana 5

semana 6

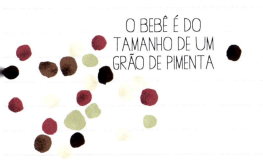

O BEBÊ É DO TAMANHO DE UM GRÃO DE PIMENTA

semana 7

semana 8

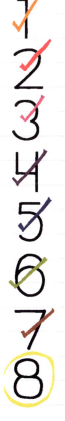

UM CANSAÇO DE VER ESSE 8 ASSIM, GORDINHO

semana 9

semana 10

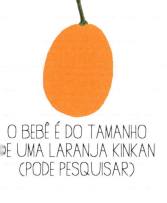

O BEBÊ É DO TAMANHO
DE UMA LARANJA KINKAN
(PODE PESQUISAR)

semana 11

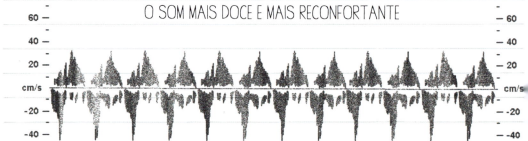

O SOM MAIS DOCE E MAIS RECONFORTANTE

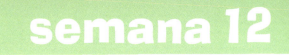

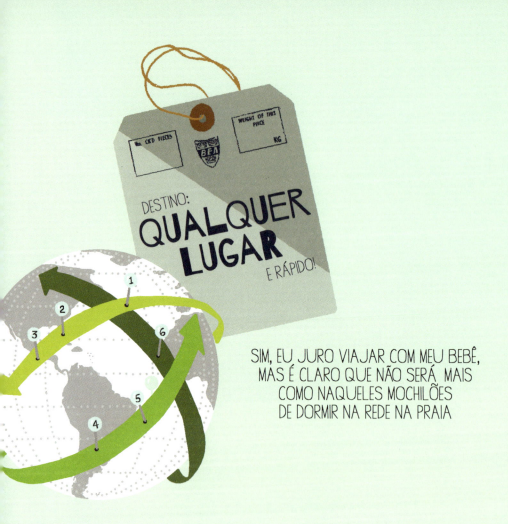

2º trimestre

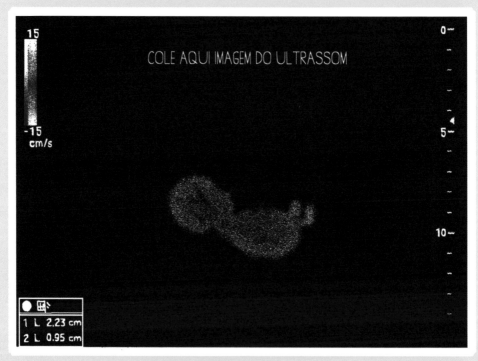

UAU! COMO VOCÊ CRESCEU!!

ULTRASSOM DO 2º TRIMESTRE - PERGUNTAS E ANOTAÇÕES

CONTANDO PRA TODO MUNDO

PESSOAS PRA QUEM CONTAMOS   COMO CONTAMOS

REAÇÕES

MAIS CONFETE,
POR FAVOR

QUE COMECEM OS CONSELHOS!

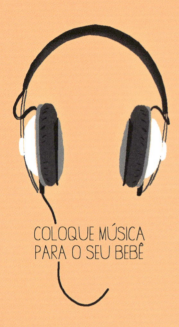

COLOQUE MÚSICA
PARA O SEU BEBÊ

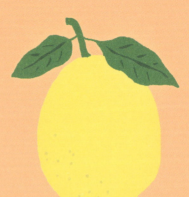

CHEIRE UM LIMÃO
QUANDO ESTIVER ENJOADA

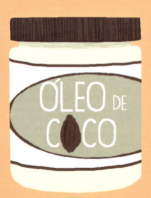

USAR ÓLEO DE COCO AJUDA
A PREVENIR ESTRIAS DA GRAVIDEZ

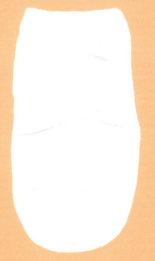

VOCÊ VAI PRECISAR DESTE CUEIRO

OS MELHORES CONSELHOS QUE RECEBI

OS CONSELHOS MAIS ENGRAÇADOS QUE OUVI

AGORA QUE MOSTREI PRA TODO MUNDO, ME SINTO COMO:

☐ UMA DEUSA
☐ UM TOURO NUMA LOJA DE CRISTAIS

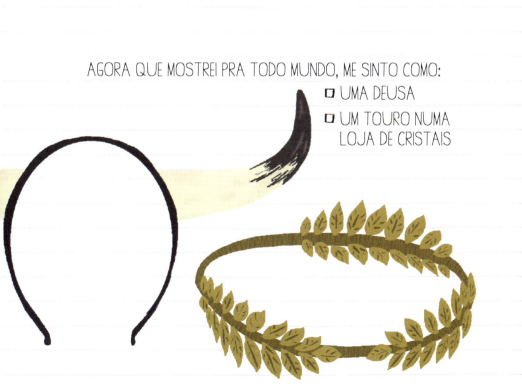

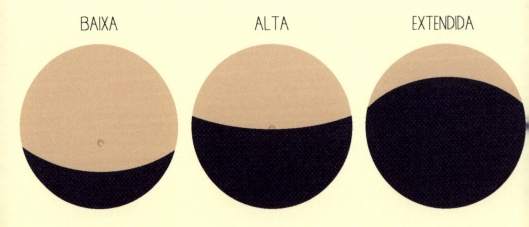

TODAS AS ROUPAS QUE VOU PRECISAR

DESENHOS DAS COMIDAS QUE DESEJO

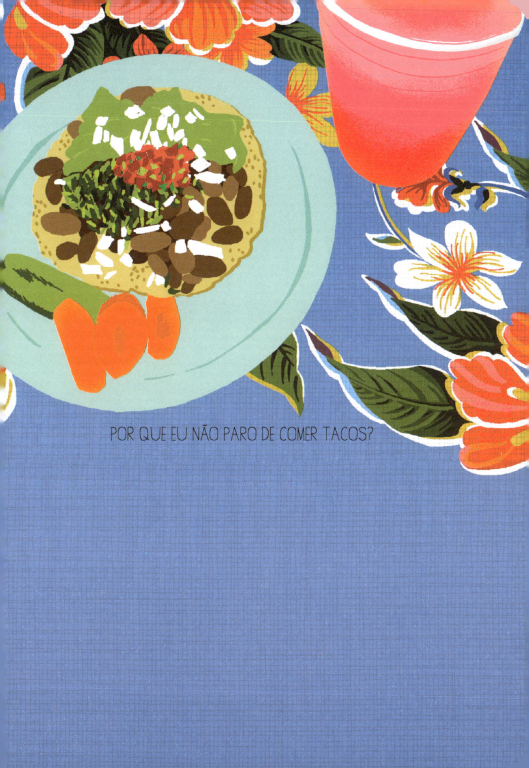

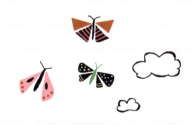

O QUE É ISSO? FOME OU GASES?

MÉTODOS FOLCLÓRICOS PARA DESCOBRIR O SEXO

É UMA
menina

É UM
menino

XIXI ESCURO

XIXI CLARO

ANEL SOBRE A BARRIGA
MOVE EM CÍRCULOS

$$\frac{28+1}{29}$$

IDADE + MÊS DA
CONCEPÇÃO É
ÍMPAR

$$\frac{35+3}{38}$$

IDADE + MÊS DA
CONCEPÇÃO É
PAR

ANEL SOBRE A BARRIGA
MOVE DE UM LADO PARA
O OUTRO

TEM ENJOO PELA MANHÃ

NÃO TEM ENJOO PELA MANHÃ

BARRIGA
ALTA

BARRIGA
BAIXA

DESEJO
DE DOCE

DESEJO DE
SALGADO

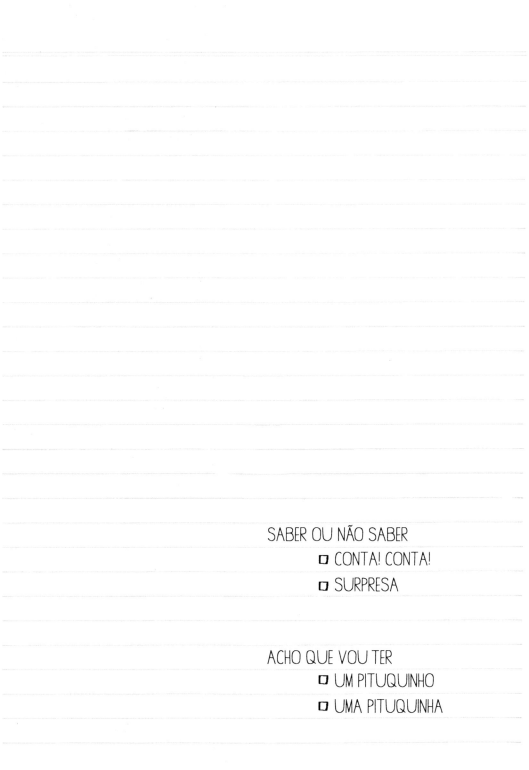

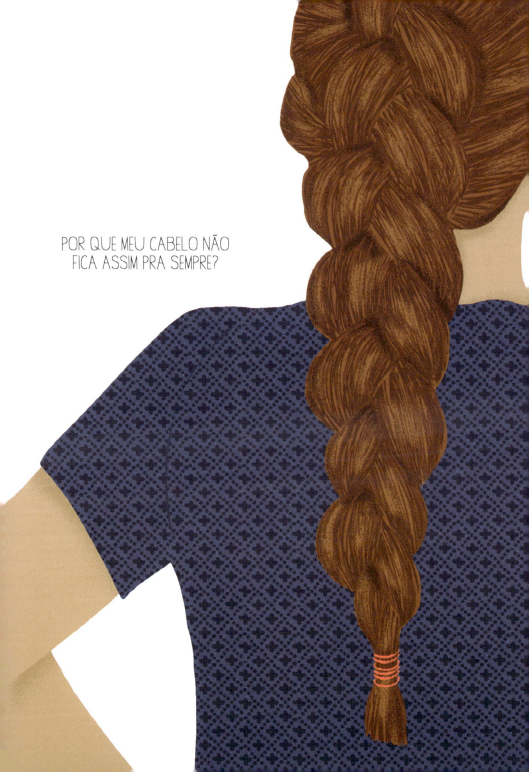

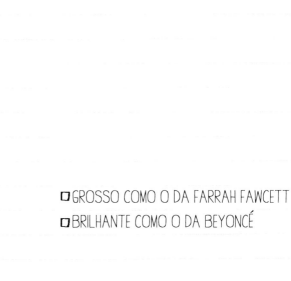

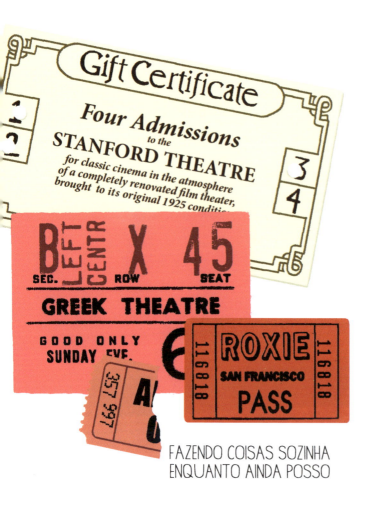

FAZENDO COISAS SOZINHA
ENQUANTO AINDA POSSO

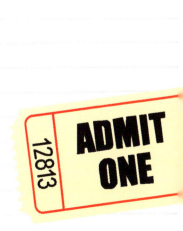

GESTOS DE GENTILEZA

PASSAGEIRO AMIGO OFERECE
O ACENTO EDUCADAMENTE

NÃO ENCOSTE NAS PORTAS

NÃO IGNORE MULHERES GRÁVIDAS

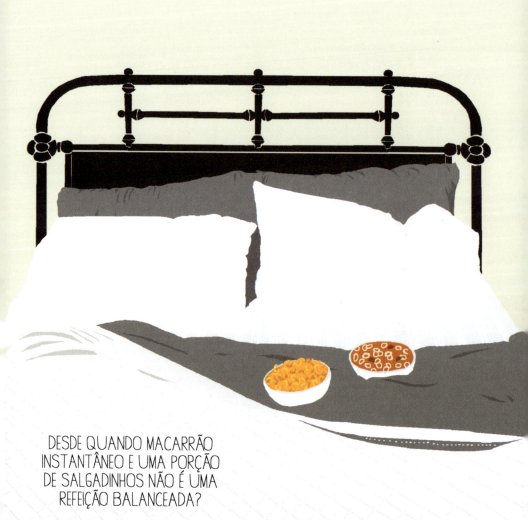

SENTINDO FALTA
DAS PEQUENAS COISAS
☐ HAPPY HOUR
☐ BEXIGA DO TAMANHO NORMAL
☐ SAPATOS BONITOS
☐ SUTIÃ DE RENDA
☐ _____

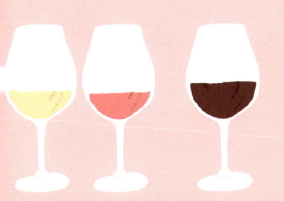

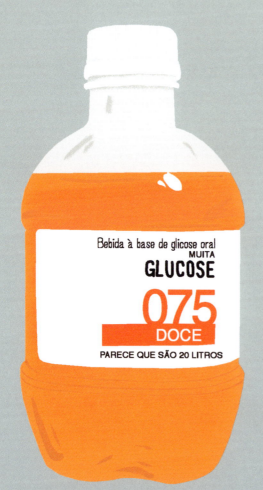

PRÉ-NATAL – 2º TRIMESTRE: PERGUNTAS E ANOTAÇÕES

semana 13

ESSA HISTÓRIA DE FICAR OLHANDO O UMBIGO ME DEIXA COM FOME

semana 14

semana 15

semana 16

O DIA QUE ENCONTREI CALÇAS CONFORTÁVEIS, PENSEI:
☐ ONDE VOCÊS ESTAVAM ESSE TEMPO TODO?
☐ A VIDA QUE EU CONHECIA, ACABOU

semana 17

semana 18

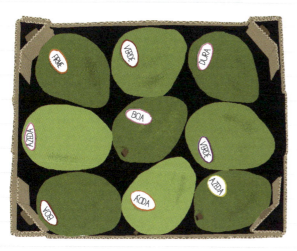

DESEJOS INEXPLICÁVEIS
CONTINUAM... DEVORANDO
MANGAS VERDES,
COM CASCA E TUDO

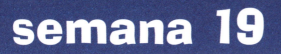

semana 20

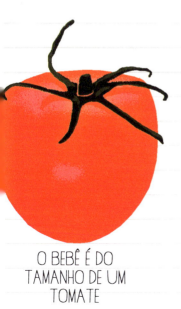

O BEBÊ É DO
TAMANHO DE UM
TOMATE

semana 21

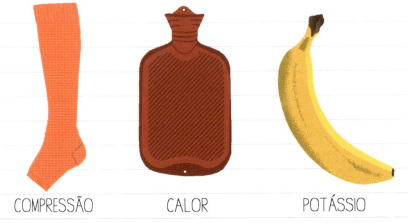

COMBATENDO AS TEMIDAS CÃIBRAS

COMPRESSÃO   CALOR   POTÁSSIO

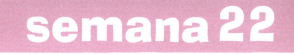

semana 23

semana 24

ESPERO QUE MINHA VIDA MUDE:
- ☐ EM TODOS OS SENTIDOS POSSÍVEIS
- ☐ MENOS DO QUE AS PESSOAS DIZEM

semana 25

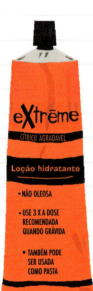

TODA HIDRATAÇÃO É POUCA!

semana 26

semana 27

semana 28

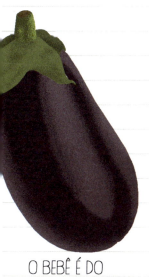

O BEBÊ É DO TAMANHO DE UMA BERINJELA

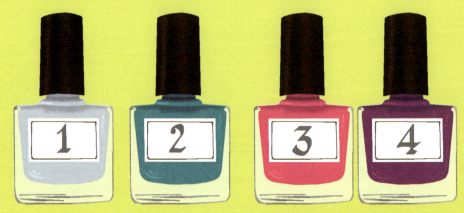

5

3º Trimestre

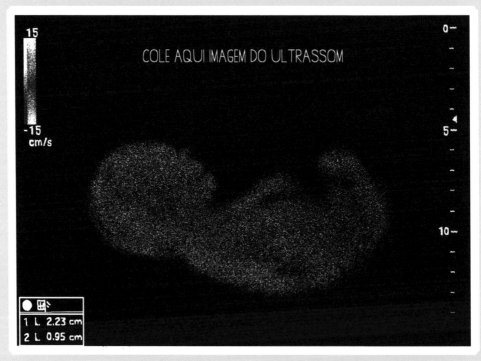

NÃO VEJO A HORA DE CONHECER VOCÊ!

ULTRASSOM DO 3º TRIMESTRE – PERGUNTAS E ANOTAÇÕES

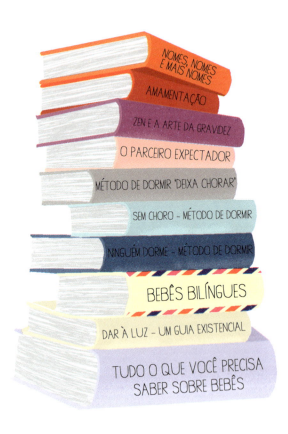

DE VOLTA ÀS AULAS

LIVROS PARA LER

[ ]
[ ]
[ ]
[ ]
[ ]
[ ]
[ ]
[ ]
[ ]
[ ]
[ ]

CURSOS PARA FAZER

[ ]
[ ]
[ ]
[ ]
[ ]
[ ]
[ ]
[ ]
[ ]
[ ]
[ ]

PREPARE

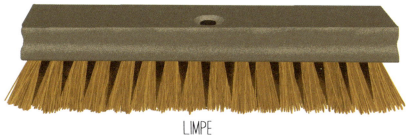

LIMPE

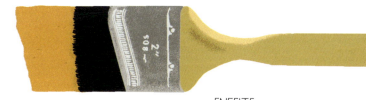

ENFEITE

NECESSIDADES DO NOVO NINHO

TODOS OS APETRECHOS QUE PRECISO (...EU ACHO...)

[ ]

[ ]

[ ]

[ ]

[ ]

[ ]

[ ]

[ ]

[ ]

[ ]

[ ]

[ ]

[ ]

[ ]

[ ]

[ ]

[ ]

[ ]

[ ]

[ ]

[ ]

[ ]

[ ]

[ ]

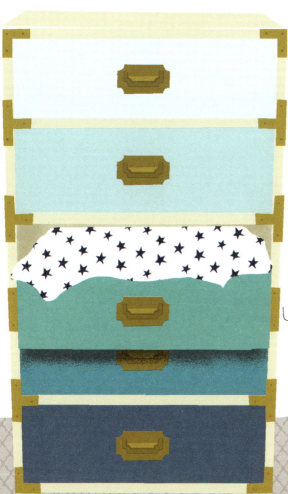

MINHA AVÓ DIZ QUE TUDO
O QUE EU PRECISO É DE
UMA MANTA E UMA CÔMODA

COMO NÓS CHAMAMOS VOCÊ AGORA

APELIDO

AMOR – MAIOR PARTE DO TEMPO
DENGO – EM SITUAÇÕES ESPECÍFICAS
COISINHA – ÀS VEZES
VIDA – DE VEZ EM QUANDO

MARIA – AVÓ MATERNA
ESPERANÇA – AVÓ PATERNA
ANA – TIA-AVÓ
LIA – NOME FORTE

JOÃO – AVÔ PATERNO E TIO MATERNO
GAEL – SONORIDADE
KAI – NOME HAVAIANO PARA "MAR"

COMO ACHAMOS QUE VAMOS CHAMAR VOCÊ MAIS TARDE

PRIMEIRO NOME   SIGNIFICADO

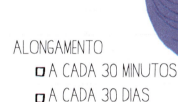

ALONGAMENTO
- ☐ A CADA 30 MINUTOS
- ☐ A CADA 30 DIAS

CAMINHADA
- ☐ ATÉ A GELADEIRA
- ☐ PARA CURAR A INQUIETAÇÃO

NATAÇÃO
- ☐ RELAXAMENTO
- ☐ MAIÔ? SEM CHANCE!

EXERCÍCIOS PARA GESTANTE
- ☐ FAZER
- ☐ EU SEI QUE DEVERIA FAZER

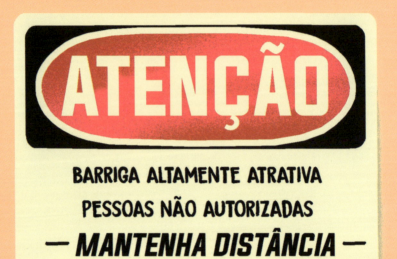

CONTATO INJUSTIFICADO COM ESTRANHOS

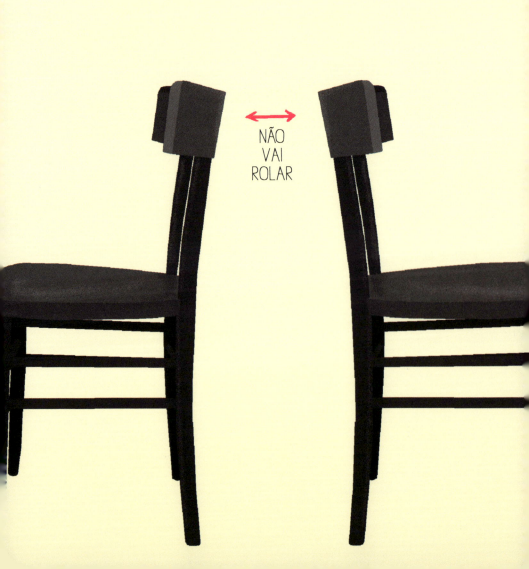

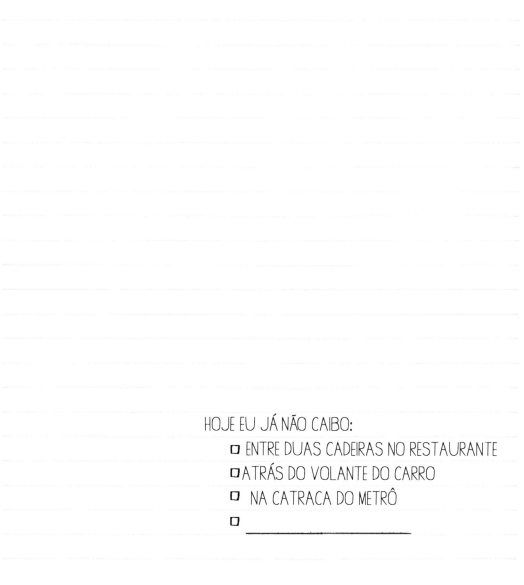

HOJE EU JÁ NÃO CAIBO:
- ☐ ENTRE DUAS CADEIRAS NO RESTAURANTE
- ☐ ATRÁS DO VOLANTE DO CARRO
- ☐ NA CATRACA DO METRÔ
- ☐ _____

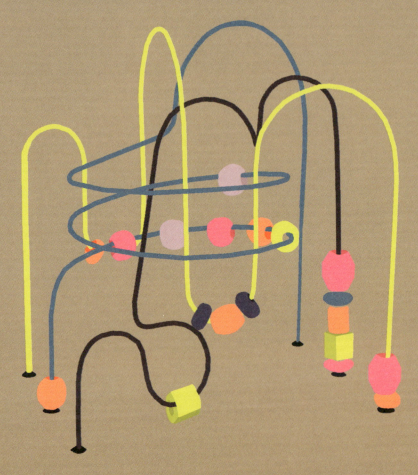

SURTANDO EM SILÊNCIO A RESPEITO DA MATERINIDADE
ENQUANTO CUIDO DE UMA CRIANÇA DE 3 ANOS POR UMA TARDE

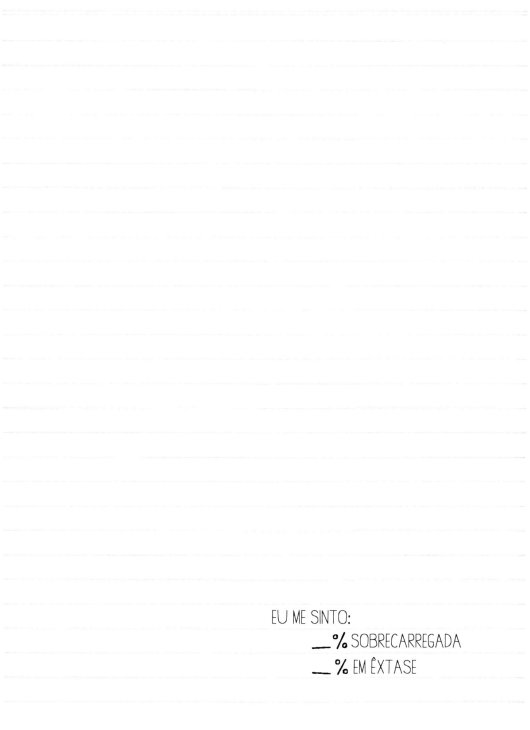

EU ME SINTO:
___% SOBRECARREGADA
___% EM ÊXTASE

ROUPA DA MATERNIDADE:

ROUPA QUE NÃO VEJO A HORA DE QUEIMAR:

__ DIAS CONSECUTIVOS USANDO A MESMA CALÇA

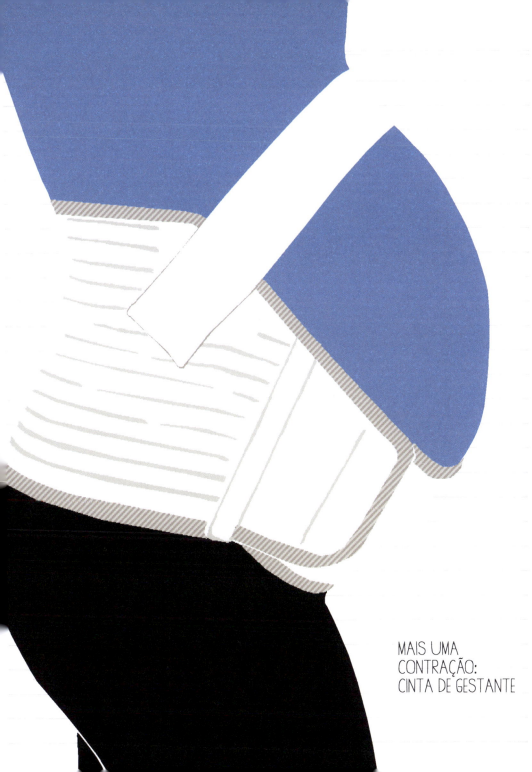

MAIS UMA CONTRAÇÃO: CINTA DE GESTANTE

CONTAGEM DE CHUTES	DOM	SEG	TER
SEMANA # ___ HORA			
MINUTOS ATÉ 10 CHUTES			
# ___ HORA			
MINUTOS ATÉ 10 CHUTES			
# ___ HORA			
MINUTOS ATÉ 10 CHUTES			
# ___ HORA			
MINUTOS ATÉ 10 CHUTES			
# ___ HORA			
MINUTOS ATÉ 10 CHUTES			
# ___ HORA			
MINUTOS ATÉ 10 CHUTES			
# ___ HORA			
MINUTOS ATÉ 10 CHUTES			
# ___ HORA			
MINUTOS ATÉ 10 CHUTES			
# ___ HORA			
MINUTOS ATÉ 10 CHUTES			
# ___ HORA			
MINUTOS ATÉ 10 CHUTES			
# ___ HORA			
MINUTOS ATÉ 10 CHUTES			
# ___ HORA			
MINUTOS ATÉ 10 CHUTES			
# ___ HORA			
MINUTOS ATÉ 10 CHUTES			

QUA	QUI	SEX	SÁB

CERTEZA QUE ERA UM COTOVELO

DORMIR É UMA LEMBRANÇA DISTANTE

O CALÇO

O BÁSICO

CALÇO 1.5

BÁSICO 1.5

CALÇO 2.0

BÁSICO 2.0

BÁSICO 3.0

ITENS PARA LEVAR AO GRANDE EVENTO

- [ ] ....
- [ ] ....
- [ ] ....
- [ ] ....
- [ ] ....
- [ ] ....
- [ ] ....
- [ ] ....
- [ ] ....
- [ ] ....
- [ ] ....
- [ ] ....
- [ ] ....
- [ ] ....
- [ ] ....
- [ ] ....
- [ ] ....
- [ ] ....
- [ ] ....
- [ ] ....
- [ ] ....
- [ ] ....
- [ ] ....
- [ ] ....
- [ ] ....

VOU PRECISAR:
- ☐ ESTUDAR O MANUAL
- ☐ CHAMAR UM PROFISSIONAL

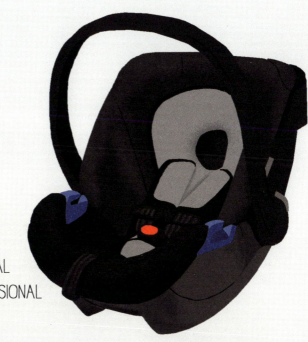

PITACO FOLCLÓRICO N.º 372

SE VOCÊ TIVER AZIA, SIGNIFICA
QUE O BEBÊ TERÁ MUITO CABELO

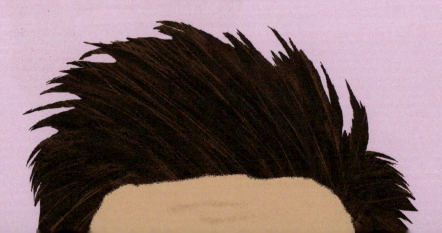

PRÉ-NATAL - 3º TRIMESTRE: PERGUNTAS E ANOTAÇÕES

semana 29

ESTÁ DIFÍCIL OLHAR PARA O MEU UMBIGO

semana 30

MINHA BARRIGA PARECE UMA:

☐ PERA

☐ BOLA DE BASQUETE

semana 31

semana 32

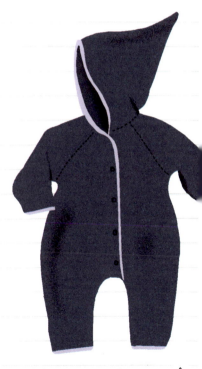

LOOKS QUE FAZEM O BEBÊ
PARECER UM ELFO?
CERTEZA QUE ESTOU
GASTANDO MEU DINHEIRO
COM ROUPAS DE BEBÊ

semana 33

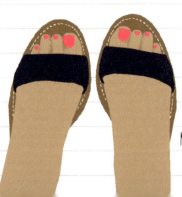

TÃO INCHADA...
MEUS TORNOZELOS
SUMIRAM

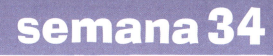

semana 35

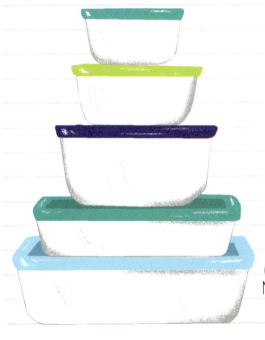

ESTOCAR COMIDA CONGELADA PRA COMER DE UMA VEZ NÃO É MAIS COMIGO

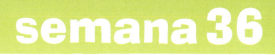

semana 37

semana 38

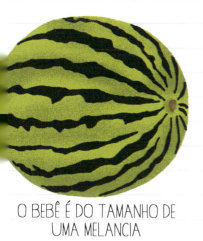

O BEBÊ É DO TAMANHO DE UMA MELANCIA

semana 39

semana 40

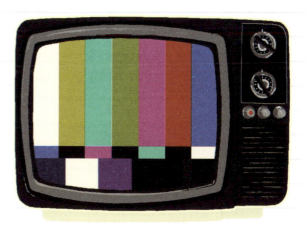

ATÉ MESMO ASSISTIR TV DEMANDA MUITA ENERGIA

O DIA QUE ENTREI EM TRABALHO DE PARTO

ONDE EU ESTAVA
QUANDO MINHA
BOLSA ESTOUROU?

MANTIVE A CALMA
OU SURTEI?

EXPERIÊNCIAS DO PARTO

COISAS QUE AJUDARAM
COM AS CONTRAÇÕES:

TUDO FOI COMO
PLANEJADO OU HOUVE
MUDANÇA DE PLANOS:

PURO EXTASE

RÁPIDO, MAS VALEU A PENA

MAIS FÁCIL QUE PENSEI

AI! ESSA DOEU

DOR-ÔMETRO DO PARTO

SOBRE O PARTO

ONDE VOCÊ NASCEU?

QUEM FEZ O PARTO?

ENFERMEIRA OU DOULA?

QUEM CORTOU O CORDÃO?

QUEM ESTAVA JUNTO COMIGO?

QUEM FOI VISITAR

E TEMPO PARA
AGRADECER
TODO MUNDO?

OBRIGADO!
OBRIGADO!
OBRIGADO!

COMO ME SENTI COM A SUA CHEGADA